Bluthochdruck?

Vergessen Sie Medikamente

Mit natürlichen Heilverfahren effektiv die Hypertonie senken

Dr. Klaus Bertram

IMPRESSUM

Bluthochdruck?

Vergessen Sie Medikamente

Mit natürlichen Heilverfahren effektiv die Hypertonie senken

von Dr. Klaus Bertram

ISBN-13: 978-1481125420

ISBN-10: 1481125427

© 2012 Dr. Klaus Bertram

Alle Rechte vorbehalten.

Verlag: JoelNoah S.A.

Kontakt: info@joelnoah.com

Autor: Dr. Klaus Bertram

Zur freundlichen Beachtung

Die in diesem Buch veröffentlichten Inhalte und Ratschläge wurden vom Verfasser sorgfältig und nach bestem Wissen und Gewissen erarbeitet. Eine Haftung des Verfassers oder des Verlages für Personen-, Sach- und Vermögensschäden ist dennoch ausgeschlossen. Ebenso ersetzen die im Buch genannten Ratschläge zur Ernährung und zum Verhalten keinen ärztlichen Rat. Daher wird darauf hingewiesen, dass vor Beginn einer Änderung der Nahrungsmittelaufnahme wie im Buch beschrieben zur Sicherheit eine fachärztliche Meinung eingeholt werden soll. Das gilt auch für etwaige sportliche Aktivitäten.

Der Autor distanziert sich ausdrücklich von Textpassagen, die im Sinne des § 111 StGB interpretiert werden könnten. Die entsprechenden Informationen dienen dem Schutz des Lesers. Ein Aufruf zu unerlaubten Handlungen ist nicht beabsichtigt.

Sämtliche Angaben, Quellen, Referenzen und Anschriften wurden sorgfältig recherchiert. Im Laufe der Zeit können sich jedoch unerwartete Änderungen ergeben, sodass keinerlei Haftung oder Gewähr übernommen werden kann.

Achtung:

Sollten Sie Medikamente wegen hohem Cholesterin, Bluthochdruck oder Diabetes einnehmen, dann befragen Sie bitte Ihren Arzt nach den in diesem Buch vorgestellten Nahrungsmitteln und Behandlungsmethoden. Ihr Cholesterinspiegel, Bluthochdruck und Diabetes sollten sich auf natürliche Weise verbessern! Es ist möglich, dass Sie Ihre Medikamente nicht mehr benötigen werden.

Falls Sie nach Themen zur Gesundheit und Medizin Ausschau halten sollten, so finden Sie bei Amazon diverse Bücher unter meinem Namen: „Dr. Klaus Bertram".

INHALT

Einleitung

Bluthochdruck ist eine Erkrankung, an der in Deutschland fast jeder zweite Erwachsene über 55 Jahre leidet, aber auch junge Menschen sind betroffen.

Der Bluthochdruck ist ein Risikofaktor für Augen- und Gefäßerkrankungen, Nieren- und Herzschwäche. Wer an zu hohem Blutdruck leidet, hat ein 7fach höheres Risiko einen Herzinfarkt zu erleiden. Auch das Risiko einen Schlaganfall zu bekommen ist stark erhöht.

Bluthochdruck verursacht lange Zeit keine Beschwerden und wird daher oft erst spät festgestellt. Bevor eine eigenmächtige Therapie begonnen wird, sollte der Patient sich ärztlich untersuchen lassen, um eine organische Ursache auszuschließen.

Dies können Nierenerkrankungen sein, hormonelle Störungen bedingt durch eine Schilddrüsenüberfunktion, einer Störung der Nebennierenrindenfunktion oder im Rahmen einer Schwangerschaft.

Eine Einengung der Hauptschlagader (Aorta) oder Schnarchen kann zu Bluthochdruck führen. Auch bestimmte Medikamente verursachen einen Anstieg des Blutdrucks, wie z. B. die „Pille" oder Kortison-Präparate.

Bluthochdruck ohne Medikamente erfolgreich behandeln

Die wichtigste Maßnahme bei der Behandlung des Bluthochdrucks ist die gesunde Lebensweise, wenn man nicht gleich zu Medikamenten greifen will. Bei einer leichten Hypertonie (= Bluthochdruck) kann die Lebensumstellung ausreichen, um wieder einen normalen Blutdruckwert zu erreichen. Bei einer schweren Hypertonie, die sich nicht zufriedenstellend mit natürlichen Methoden behandeln lässt, sind zumindest deutlich weniger Medikamente erforderlich.

Die Lebensumstellung sollte mit Beharrlichkeit umgesetzt werden. Was bei Bluthochdruck wirksam ist, wird im Folgenden dargestellt:

- Übergewicht abbauen, ein Normalgewicht anstreben.

- Eine gesunde Ernährung einhalten.

- Auf ausreichend körperliche Bewegung achten.

- Auf Nikotin verzichten.

Darüber hinaus sollte auf Alkohol weitestgehend verzichtet werden. Wichtig ist auch ein geregelter Tagesablauf mit ausreichend Pausen zur Entspannung und Erholung sowie ausreichend Schlaf. Bei den Mahlzeiten sollte der Kochsalzgehalt in der Nahrung reduziert werden.

Gewichtsabnahme

Studien zufolge kann eine Diät den Blutdruck senken. Bei einer Zugrundelegung von einer Gewichtsreduktion von nur 4 kg kommt es zu einer Senkung des Blutdrucks systolisch um ca. 3 bis 10 mm Hg und diastolisch um 1 bis 6 mm Hg. Systolisch bedeutet: Druck während der Anspannungs- und Auswurfphase, diastolischer Druck ist derjenige Druck, der während der Entspannungs- und Füllungsphase vorliegt. Eine dauerhafte Gewichtsreduktion kann auch vor Schlaganfällen, Herzinfarkten, andere Herz-Kreislauf-Erkrankungen, geringere Sterblichkeit schützen und die Lebensqualität bzw. Behandlungszufriedenheit verbessern.

Ernährung

Bezüglich der Kalorienzufuhr sollte auf ein Normalgewicht geachtet werden. Jemand der schwere körperliche Arbeit verrichtet darf täglich mehr Kalorien aufnehmen als jemand, der nur leichte körperliche Arbeit ausübt. Sinnvoll ist es „leere Kalorien" zu vermeiden. Damit sind Lebensmittel gemeint, die viele Kalorien enthalten, aber keine wesentlichen Nährstoffe dem Körper bieten, z. B. Süßigkeiten, Limonade, Alkohol.

Blutdruckerhöhend wirkt sich ein hoher Salzgehalt in der Nahrung aus. Salz „bindet" Wasser im Körper, führt also zu einem größeren Volumen, dieses erzeugt Druck auf die Gefäße aus. Das Natrium veranlasst die Gefäße sich zusammenzuziehen. Daher muss ein höherer Blutdruck aufgebracht werden.

Fertigprodukte, Wurst-, Fisch- und Fleischwaren, die gepökelt sind und Salzgebäck sollten vermieden werden. Speisen in Kantinen, Restaurants etc. sind häufig stark gesalzen. Alternativ kann mit Kräutern oder allgemein mit pflanzlichen Gewürzen eine schmackhafte Speise zubereitet werden.

Die tägliche Zufuhr von Fett sollte reduziert werden. Bei Milch- und Milchprodukten kann auf fettarme Produkte umgestellt werden. Die Zubereitung von Fleisch kann fettarm gestaltet werden durch Verwendung eines Römertopfes, Grill, beschichtete Pfanne oder eines Bratschlauchs / Bratfolie. Fett lässt sich einsparen, indem man bei Suppen und Saucen das erstarrte Fett abschöpft.

Pflanzliche Fette sollten bevorzugt verwendet werden, wobei der Vorzug den Fetten gilt, die einen hohen Anteil an einfach oder mehrfach ungesättigten Fettsäuren aufweisen (Distel-, Sonnenblumen-, Maiskeim- und Olivenöl). Auch Omega-3-Fettsäuren senken den Blutdruck durch eine Gefäßerweiterung, Abschwächung blutdrucksteigender Hormone und einer Senkung blutdruckfördernder Mineralien wie Natrium. Enthalten sind Omega-3-Fettsäuren in fetten Kaltwasserfischen (Thunfisch, Makrele, Lachs) aber auch in Leinöl, in geringerer Menge in Walnuss-, Raps-, Weizenkeim- und Sojaöl.

Eine ballaststoffreiche Ernährung mit vielen Vollkornprodukten (Brot, Nudeln, Naturreis) und viel Obst und Gemüse trägt nicht nur zu einer gesunden Verdauung bei, sondern entlastet den Körper auch bei Bluthochdruck. Denn gerade Obst und Gemüse enthält viel Kalium. Dies ist der Gegenspieler zu Natrium im Wasserhaushalt.

Sport

Wenn mit dem Sport begonnen wird, so steigen Puls und Blutdruck zunächst an. Bei den Ausdauersportarten kommt es langfristig gesehen zu einem Sinken des Blutdrucks und der Herzfrequenz, auch in der Ruhephase. Dabei sollte die ausgewählte Sportart mindestens 20-30 Minuten im niedrigen bis mittleren Pulsbereich andauern. Der Puls sollte als grobe Faustregel 180 minus Lebensalter betragen. Nach 2-3 Monaten Training zeigt sich ein Erfolg.

Oft stellt sich ein Bluthochdruck zusammen mit Diabetes Typ 2 ein, Sport beeinflusst günstig Blutzucker- und Cholesterinwerte. Der Stoffwechsel wird insgesamt aktiviert und es werden mehr Kohlenhydrate und Fette verbrannt, so sinkt ebenso das Übergewicht. Es ist unbestritten, Sport hilft Osteoporose zu verhindern, stärkt das Immunsystem und bezogen auf den Bluthochdruck hilft der Sport Stress abzubauen, steigert also das allgemeine Wohlbefinden und trägt zu einer inneren Ausgeglichenheit bei. Bei Ausübung von Ausdauersport setzt der Körper Glückshormone (Endorphine) frei, die sich positiv auf die Stimmung auswirken. Wer ausgeglichener ist, regt sich nicht gleich auf und hält somit seinen Blutdruck niedrig.

Schwimmen kann den Bluthochdruck um bis zu 10 mm Hg senken. Ein wichtiger Faktor ist die Regelmäßigkeit und die Dauer des Schwimmens. In einer Studie aus den USA hat sich ein 45-minütiges Schwimmen 3 – 4-mal pro Woche bewährt. Schwimmen senkt nicht nur den Blutdruck, sondern verbessert auch den Zustand der Blutgefäße.

Rauchen

Einen direkten Einfluss auf den Blutdruck hat Rauchen nicht. Aber Rauchen bedeutet für den Körper puren Stress. So steigt der Puls um 30 Schläge pro Minute und der Blutdruck steigt um ca. 30 mm Hg für einige Minuten an. Zudem wird der Herzmuskel schlechter versorgt, da die Herzkranzgefäße sich aufgrund des Nikotins verengen. Gleichzeitig ist der Sauerstoffverbrauch wegen der verstärkten Herztätigkeit größer. Das beim Rauchen eingeatmete Kohlenmonoxid verdrängt die Sauerstoffmoleküle von den roten Blutkörperchen, trägt also nicht zur Sauerstoff-Versorgung bei. Als Folge des Tabakkonsums treten langfristig betrachtet Schäden am Herzen und im Kreislaufsystem auf.

Wissenschaftlich bewiesen ist die Tatsache, Rauchen schädigt die Blutgefäße. Der genaue Mechanismus ist noch nicht vollständig geklärt. Bekannt ist, Raucher haben mehr von dem „schlechten" Cholesterin (=LDL) als „gutes" Cholesterin (=HDL) im Blut. Das schlechte Cholesterin lagert sich an den Gefäßwänden zusammen mit Kalzium ab und bildet die sogenannten Plaques. Sie machen die Gefäßwand spröde und unelastisch, in dessen Folge können die Blutgefäße sich nicht mehr so gut ausdehnen.

Bsp.: Wenn jemand Sport treibt, so arbeiten während der Ausübung bestimmte Muskeln. Diese benötigen für ihre Arbeit mehr Nährstoffe und Sauerstoff. Um dieses Bedürfnis zu befriedigen, dehnen sich die Blutgefäße aus und lassen mehr Blut in dieses Gebiet. Ist die Ausdehnung aufgrund der Plaque-Bildung nicht möglich liegt eine Unterversorgung vor. Die betreffenden Muskeln können nicht arbeiten. Es kommt zur Erschöpfung. Neben der Plaque-Bildung schädigen giftige Substanzen im Tabakrauch die Blutgefäße, indem sie Entzündungen fördern und die Blutgerinnung verstärken und damit der Thrombose Vorschub leisten.

Nahrungsergänzung

Nicht zur alleinigen Blutdrucksenkung, aber zur Unterstützung können Nahrungsergänzungsmittel eingesetzt werden. Bewährt haben sich dabei folgende Vitamine bzw. Mineralien:

Vitamin C – bis zu 1 g täglich.

Kalzium – bis zu 1 g täglich.

Magnesium ca. 3-400 mg täglich.

Vitamin B 3: Senkt Cholesterin im Blut.

Folsäure in Kombination mit L-Arginin: erweitert die Blutgefäße (verbessert den Blutfluss und senkt so den Blutdruck).

Vitamin E: Verhindert Ablagerungen an der Innenwand der Blutgefäße.

Pflanzliche Wirkstoffe

Weißdorn

Weißdorn hat eine leichte blutdrucksenkende Wirkung. Es stärkt allgemein die Herzfunktion, erweitert die Blutgefäße und ist deshalb durchblutungsfördernd. Seine wesentlichen Wirkstoffe sind Procyanidine und Flavonoide.

Mistel

Bei Blutdruckschwankungen ist die Mistel das Präparat der Wahl, denn sie ist in der Lage die Schwankungen zu regulieren. Welche Wirksubstanzen für den Ausgleich der Blutdruckschwankungen verantwortlich sind, ist bisher ungeklärt, vermutlich sind es höhermolekulare Polypeptide. Die Mistel kann angewendet werden in Form von Tropfen, Tabletten, Ampullen oder als Tee. Bei der Tee-Zubereitung ist zu beachten, das Wasser darf nicht gekocht werden. Das Mistelkraut sollte am besten über Nacht in kaltem Wasser ziehen. Die Mistel enthält Lektine (ein Wirkstoff, der gegen Krebs wirksam ist), die durch heißes Wasser zerstört werden würden.

Olivenblätter

Die blutdrucksenkende Wirkung der Olivenblätter beruht wahrscheinlich auf dem Wirkstoff Secoiridoidglucosid Oleuropein. Der Wirkstoff liegt in den Blättern in einer 9%igen Konzentration vor, in deutlich geringerer Konzentration auch in den Früchten, wobei grüne Oliven mehr als schwarze enthalten. Das Öl enthält allenfalls nur noch Spuren des Wirkstoffs.

Aufgenommen kann der Wirkstoff als Tee oder homöopathische Urtinktur. Der Tee wird wie folgt zubereitet: 1 TL getrocknete Blätter mit heißem Wasser übergießen und ein paar Minuten ziehen lassen. Hiervon können pro Tag mehrere Tassen getrunken werden. Die Tinktur wird ca. 15 Minuten vor dem Essen, 2-3 Mal täglich, 20-30 Tropfen eingenommen. Die Behandlung sollte mehrere Monate durchgeführt werden.

Knoblauch und Bärlauch

Der charakteristische schwefelhaltige Wirkstoff S-Alkyl-L-cysteinsulfoxid (=Alliine) hat eine antibakterielle, pilztötende Wirkung und senkt den Cholesterinspiegel. Regelmäßiger Knoblauch- bzw. Bärlauchkonsum hält daher die Blutgefäße elastisch. Nach dem Zerschneiden von Knoblauch oder Bärlauch sollten sie rasch verzehrt werden, da sich der Wirkstoff an der Luft zersetzt. Die Pflanzenextrakte sind auch in Tablettenform auf dem Markt. Beim Kauf sollte man auf einen standardisierten Gehalt an Alliinen achten.

Indische Schlangenwurzel (Rauwolfia serpentina)

Die Wirkstoffe der indischen Schlangenwurzel (Rauwolfia serpentina) bestehen aus mehr als 50 unterschiedlichen Indolalkaloiden mit blutdrucksenkender Eigenschaft. Am bekanntesten ist das Reserpin. Es war die Grundlage einiger älterer blutdrucksenkender Präparate und wurde für moderne Präparate weiterentwickelt. Als Selbstmedikation ist dieses Mittel nicht empfehlenswert, da aufgrund des hohen Gehaltes an Alkaloiden schwerwiegende Nebenwirkungen auftreten können, so z. B. parkinsonartige Erscheinungen, Herz-Kreislaufbeschwerden, Angstzustände und schwere depressive Verstimmungen.

Schröpfen

Das Schröpfen ist ein traditionelles Naturheilverfahren, welches bei Bluthochdruck sehr wirksam ist. Beim Schröpfen werden Schröpfgläser auf ein Hautareal aufgesetzt. In den Gläsern wird ein Unterdruck erzeugt, welcher die Ausleitung von Gift- und Schadstoffen bewirken soll.

Mittels Tastbefund wird die optimale Stelle des Schröpfens ermittelt. Die Haut wird durch das Schröpfen gereizt, stärker durchblutet und innere Organe beeinflusst (kutiviszeraler Reflex). Als Nebenwirkung kann lokal ein Bluterguss (Hämatom) entstehen.

Es wird zwischen dem blutigen und unblutigen Schröpfen unterschieden. Beim blutigen Schröpfen wird vor dem Aufsetzen der Gläser die Haut angeritzt, sodass Blut durch den Unterdruck des Glases herausgezogen wird. Beim unblutigen Schröpfen bleibt die Haut unverletzt.

Physikalische Therapien

Blutdrucksenkend wirkt ein Kohlendioxid-Bad. Dabei liegt der Patient vollständig bekleidet auf einer Liege in einem Kunststoffsack, der unter den Achseln dicht abschließt. Das Kohlendioxid wird allmählich in den Sack eingelassen und dringt in die Haut ein. Das Gas bewirkt eine Verlangsamung der Herzfrequenz und damit eine Absenkung des Blutdrucks. Außerdem verbessert es den Blutkreislauf und beeinflusst positiv die Nierenfunktion, es hemmt Entzündungen und stimuliert die Bildung von Sexualhormonen.

Wenn das Herz belastbar ist, können Vollbäder mit beruhigend wirkenden Zusätzen wie z. B. Baldrian, Melisse oder Lavendel hilfreich sein. Ebenso hilfreich sind wechselwarme Güsse oder Waschungen sowie ansteigende Arm- oder Fußbäder. Saunagänge sind langfristig gesehen gut für das Kreislaufsystem. Durch die warme Atmosphäre dehnen sich die Blutgefäße aus und dies führt zu einer Blutdrucksenkung.

Achtung: Saunagänge sollten in jedem Fall vermieden werden, wenn der Blutdruck systolisch 180 mm Hg oder höher liegt und diastolisch 110 mm Hg oder höher liegt. Bei Patienten, dessen Blutdruck bereits mit Medikamenten eingestellt ist, kann es aufgrund der zusätzlichen Absenkung beim Saunagang zu einem Kollaps kommen. Bluthochdruck-Patienten müssen bei Saunagängen unbedingt vermeiden sich plötzlich abzukühlen (z. B. durch einen Sprung in das Tauchbecken). Hierdurch können enorme Blutdruckwerte erreicht werden, die ein gesundes Gefäßsystem verkraftet, nicht aber ein vorgeschädigtes. Ein langsames Abkühlen einzelner Körperteile ist dennoch sinnvoll und möglich.

Heilfasten

Heilfasten ist auf vielerlei Art möglich, z. B. in einer Fastenklinik unter ärztlicher Aufsicht oder alleine zu Hause; die Fastenkur selbst kann als Saftfasten, nach Buchinger, Molkefasten, Schrothkur, Breuss Kur, Obstfasten oder Teefasten u. a. durchgeführt werden.

Es ist empfehlenswert vor Fastenbeginn ein ärztliches Beratungsgespräch einzuholen, insbesondere dann, wenn Medikamente eingenommen werden müssen. Es sollte der allgemeine Gesundheitszustand abgeklärt werden, da bei bestimmten Erkrankungen ein Heilfasten kontraindiziert ist.

Man sollte sich überlegen, welche Form für den individuellen Bedarf am besten geeignet erscheint, dann wird das Heilfasten schon Tage zuvor eingeleitet und besonders wichtig ist die Beendigung des Fastens.

Auch wenn das primäre Ziel beim Heilfasten nicht die Gewichtsabnahme ist, so nimmt die fastende Person durchschnittlich pro Tag ca. 400-500 g Gewicht ab.

Bei jedem verlorenen Kilogramm Körpergewicht sinkt der Blutdruck um 1-2 mm Hg. Unter dem Heilfasten (z. B. nach Buchinger) kann es zu einem starken Blutdruckabfall kommen. Wenn der Patient blutdrucksenkende Medikamente einnimmt, dann sollte das Heilfasten unter ärztlicher Aufsicht erfolgen und die Dosis der Medikamente sollte reduziert, evtl. abgesetzt werden.

Die Wirkung des Heilfastens auf den Blutdruck kann durch die Salz- und Wasserverluste erklärt werden, im weiteren

Verlauf spielen Entspannungseffekte eine Rolle (besseres Zusammenspiel des vegetativen Nervensystems).

Nach Beendigung des Heilfastens kommt es zu einem leichten Anstieg des Blutdrucks, aber die Werte bleiben unterhalb der Ausgangswerte.

Für Menschen, die keine Heilfasten-Kur durchführen können oder wollen, bringen einzelne Entlastungstage mit Obst oder Saft auch eine Verbesserung der Blutdruckwerte, ebenfalls nach dem Prinzip der Entwässerung und Entsalzung.

Homöopathie

Die Kunst der Homöopathie liegt darin, das geeignete Mittel zu finden. Dazu ist es erforderlich, die persönliche Konstitution des Patienten und seine genauen Symptome zu ermitteln. Leider gibt es nicht das eine Mittel, welches jeden Bluthochdruck zu senken vermag. Eine homöopathische Behandlung mit Hochpotenzen ist denkbar, die den Patienten ganzheitlich anspricht, sodass der Bluthochdruck ins Gleichgewicht kommt. Hierzu ist die Hilfestellung eines erfahrenen Arztes für Naturheilverfahren oder ein Heilpraktiker sinnvoll. Im Folgenden sind einige Beispiele als Tiefpotenz aufgeführt, die erfolgreich auf einen Bluthochdruck einwirken können. Einzunehmen sind die Mittel 3-mal täglich als Tropfen oder Tabletten:

Barium jodatum: Anzuwenden bei Bluthochdruck mit Schwindel bedingt durch arteriosklerotische Veränderungen, zusätzlich liegt oft eine Schlaflosigkeit und Gedächtnisschwäche vor. Die Wirkung zeigt sich oft erst nach einer mehrwöchigen Anwendungsdauer.

Aconitum in D 6: wird eingesetzt bei Blutdruckkrisen, die mit einem harten Puls einhergehen. Der Patient ist ängstlich und unruhig. In der Krisensituation kann das Mittel alle paar Minuten eingenommen werden.

Arnica in D 4: Einsatz bei Bluthochdruck mit hochrotem Gesicht. Häufig zeigen sich Nasenbluten und Ohrensausen.

Aurum in D 6: Ängstliche ältere Menschen, die zur Unruhe und Traurigkeit neigen.

Secale in D 6: Empfehlenswert, wenn ein Kältegefühl und Ameisenlaufen der Extremitäten vorliegt, eine Blutungsneigung (besonders aus der Nase) und migräneartige Kopfschmerzen auftreten.

Weitere potentielle Mittel aus der Homöopathie wären:

Arsenicum, Belladonna, Bryonia, Crataegus, Glonoinum, Hyoscyamus, Ignatia, Kalium carbonicum, Lachesis, Natrium muriaticum, Pulsatilla, und Nux vomica.

Akupunktur

Eine Studie an der Uni in Erlangen kam zu dem Ergebnis, Akupunktur ist bei Bluthochdruck wirksam. Im Mittel kommt es zu einer Reduktion um 6 mm Hg. Dies entspricht der Wirkung eines milden Medikamentes. Die Therapie wurde in der Studie über 6 Wochen mit 3-5 halbstündigen Sitzungen pro Woche durchgeführt, z. B. als Ohrakupunktur. In einer Plazebo-Gruppe kam es nicht zu einer Blutdruck Absenkung. Nachteilig ist bei dieser Therapie der Zeitaufwand für die Sitzungen und die erforderliche Wiederholung.

Entspannung

Es konnte festgestellt werden, Patienten, die nicht nur angehalten wurden ihre Lebensweise blutdruckfreundlich zu gestalten, sondern Entspannungstechniken regelmäßig anwendeten, kamen mit deutlich weniger Medikamenten aus, viele von ihnen benötigten gar keine Medikamente mehr. Dies ist insofern interessant, da ca. zwei Drittel aller Bluthochdruckpatienten mit Medikamenten ihren Blutdruck nicht normalisieren können. Vor allem ältere Patienten leiden häufig an verschiedenen Erkrankungen und nehmen deshalb verschiedene Medikamente ein. Hier kann es leicht zu unerwünschten Wechselwirkungen kommen. Daher bringt jede medikamentöse Reduktion eine verbesserte Lebensqualität.

Häufig sind Menschen mit Bluthochdruck gestresst und gehetzt, sie können schlecht entspannen. Gerade das Wechselspiel zwischen Anspannung und Entspannung ist entscheidend für die Gesundheit und Erfolg. Autogenes Training oder Progressive Muskelentspannung sind daher gute Methoden, um ein Gefühl für die eigene Körperbefindlichkeit zu entwickeln. Alle großen Krankenkassen beteiligen sich sogar an den Kosten für diese Kurs-Programme. Je nach Vorliebe sind Yoga und Meditation ebenso geeignet, eine Entspannung des Körpers herbeizuführen.

Biofeedback

Mit der Biofeedback-Therapie kann der Blutdruck bis zu 25 mm Hg systolisch und 17 mm Hg diastolisch gesenkt werden.

Bei dieser Therapie wird einerseits der Widerstand in den Gefäßen reduziert mittels Handerwärmungstraining und andererseits eine Entspannung angestrebt (entspannte Atmung und eine Senkung der Pulsfrequenz = RSA-Training).

Die Regulation des Blutdrucks unterliegt nicht der willentlichen Kontrolle. Mittels der Biofeedback-Therapie gelingt es jedoch die entsprechenden Körperfunktionen zu beeinflussen.

Beim Handwärmetraining wird durch verschiedene Strategien ausprobiert, wie der Patient willkürlich die Durchblutung der Hände steigern kann und damit seinen Blutdruck absenken kann.

Beim RSA-Training geht es darum Atemtechniken zu erlernen, die das Herz-Kreislaufsystem entspannen, um dadurch den Blutdruck abzusenken.

Die Therapie ist nebenwirkungsfrei und kann mit einer Umstellung des Lebensstils kombiniert werden (Sport, Ernährung), sodass keine oder nur noch geringe Dosierungen an Medikamenten notwendig sind.

Chelat-Therapie

Entsteht der Bluthochdruck aufgrund einer Arteriosklerose (Arterienverkalkung), so kann eine Chelat-Therapie Abhilfe schaffen. Sie befreit die Blutgefäße von den Ablagerungen und sorgt für eine verbesserte Durchblutung.

Hierzu wird der Stoff EDTA (= Ethylen-Diamin-Tetraacetat) in die Vene gespritzt. Dieser Chelat-Bildner hüllt unlösliche Partikel wie die Ablagerungen im Blutgefäß ein und überführt sie in eine wasserlösliche Form, in der sie über die Nieren ausgeschieden werden können.

Schüssler Salze

Folgende Schüssler Salze können bei Bluthochdruck wirksam sein:

Aurum chloratum natronatum Nr. 25

Ferrum phosphoricum Nr. 3

Kalium jodatum Nr. 15

Kalium phosphoricum Nr. 5

Lithium chloratum Nr. 16

Magnesium phosphoricum Nr. 7

Natrium chloratum Nr. 8

Es sollten nicht mehr als 3 Salze gleichzeitig eingenommen werden, man kann sich auch für ein einzelnes Salz entscheiden. In Tablettenform können die Salze 3-6 Mal täglich mit 1-3 Tabletten pro Gabe eingenommen werden. Sie werden einzeln eingenommen und sie sollen im Mund zergehen.

Schlussbemerkung

Bei Bluthochdruck ist man nicht zwingend auf synthetische Medikamente angewiesen, die große Nebenwirkungen aufweisen. Es gibt eine Reihe von alternativen Behandlungen.

Die beste Methode ist die unbequemste: seinen Lebensstil dauerhaft zu ändern, sich gesund (salzarm) zu ernähren, Sport zu treiben und für tägliche Entspannung zu sorgen. Wer sich hierfür entscheidet, senkt nicht nur seinen Bluthochdruck ab, sondern erfährt eine Reihe weiterer positiver Effekte bezüglich seiner Gesundheit.

Aber auch alle anderen natürlichen Heilverfahren können den Blutdruck dauerhaft senken. In den meisten Fällen kann auf Medikamente verzichtet werden, wenn man konsequent diese Heilverfahren anwendet.

www.ingramcontent.com/pod-product-compliance
Lightning Source LLC
Chambersburg PA
CBHW051422170526
45165CB00004BA/1927